PROJET D'ORGANISATION

DE

L'HYGIÈNE PUBLIQUE

EN FRANCE

PAR LE

Dr Henri HENROT

Professeur à l'École de Médecine
Maire de Reims
Officier de l'Instruction publique

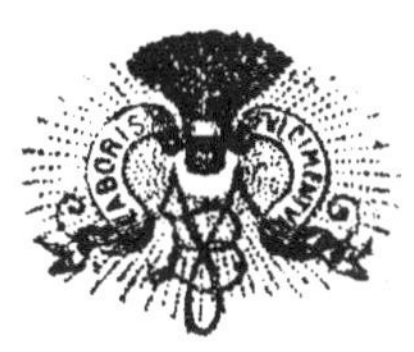

REIMS

MATOT-BRAINE, IMPRIMEUR-LIBRAIRE-ÉDITEUR
Henri MATOT, Fils et Successeur
6, Rue du Cadran-Saint-Pierre, 6

1887

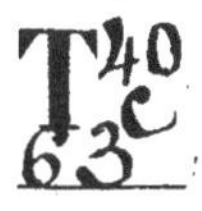

PROJET D'ORGANISATION

DE

L'HYGIÈNE PUBLIQUE

EN FRANCE

PAR LE

Dr Henri HENROT

Professeur à l'École de Médecine
Maire de Reims
Officier de l'Instruction publique

REIMS

MATOT-BRAINE, IMPRIMEUR-LIBRAIRE-ÉDITEUR

Henri MATOT, Fils et Successeur

6, Rue du Cadran-Saint-Pierre, 6

1887

PROJET D'ORGANISATION
DE
L'HYGIÈNE PUBLIQUE
EN FRANCE (1)

PAR LE DOCTEUR HENRI HENROT

Professeur à l'École de Médecine
Maire de Reims
Officier de l'Instruction publique

MES CHERS COLLÈGUES,

La question qui vient de vous être soumise et qui tend à demander à nos confrères plus d'exactitude dans l'envoi au Bureau d'hygiène des cas de maladies contagieuses et épidémiques, est de la plus grande importance ; il ne suffit pas, en effet, au prix de beaucoup de travail et de beaucoup d'argent, de créer des institutions nouvelles, susceptibles de rendre les plus grands services, il faut encore par la bonne volonté de tous, permettre à ce service de grouper tous les renseignements qui intéressent l'hygiène publique, et d'assurer ainsi à nos concitoyens une protection sérieuse contre les maladies transmissibles.

Avant que la discussion s'ouvre au sein de notre Société, sur cette importante question, je vous demande la permission de vous soumettre un travail où les différents points soulevés au début de cette séance, sont traités avec certains développements ; l'étude dont je vais vous donner connaissance, complète deux communications que j'ai faites l'année passée, l'une à la section d'hygiène du Congrès de Nancy, l'autre à l'Académie de médecine.

(1) Communication faite à la Société Médicale de Reims, le 2 Mars 1887.

De l'organisation de l'Hygiène publique en France

Depuis quinze ans, des efforts sérieux ont été tentés en France pour améliorer l'hygiène publique : la réorganisation du comité d'hygiène attaché au Ministère du Commerce, la création de bureaux d'hygiène dans les villes importantes, la loi Roussel, la loi de protection des enfants dans les manufactures, les pouvoirs donnés au maire par la nouvelle loi municipale, marquent des progrès réels; il reste toutefois beaucoup à faire, pour assurer à cet important service un fonctionnement régulier. De toutes ces innovations, celle qui est appelée à rendre le plus de services, au point de vue de la prophylaxie des maladies contagieuses, est certainement la création de bureaux d'hygiène.

De l'importance des Bureaux d'Hygiène

L'administration d'une ville doit connaître exactement les causes qui en font augmenter ou diminuer la population; de même que le budget lui permet de savoir avec la plus grande exactitude la nature de toutes les recettes et de toutes les dépenses, de même le bureau d'hygiène doit la mettre à même d'analyser les causes qui font augmenter ou diminuer le nombre des mariages et des naissances et celles qui accroissent souvent dans des proportions si fortes la mortalité.

Pour augmenter les recettes, c'est-à-dire les naissances, le législateur aurait bien des lois à édicter, sur la restriction du libertinage, la recherche possible de la paternité, la responsabilité de l'enfant nouveau-né partagée entre le père et la mère, l'impôt progressif sur les célibataires hommes, etc. Pour diminuer les dépenses, c'est-à-dire les causes de décès, il y aurait lieu de protéger non seulement les enfants mineurs comme on l'a fait dans la loi de protection des enfants du premier âge et dans la loi de surveillance du travail des enfants et des filles mineures dans l'industrie, il faudrait encore protéger les faibles d'esprit contre les entraînements de toutes sortes qui les mènent le plus souvent par les excès de toute nature à l'abrutissement le plus complet ; le nombre des dégénérés volontaires dans notre société actuelle, augmente dans une proportion effrayante ; nos maisons d'aliénés deviennent insuffisantes, les maladies de la moelle épinière succédant à des excès, sont chaque jour plus nombreuses ; enfin, dans la plupart des nations des deux mondes, l'alcoolisme fait à lui seul plus de victimes que toutes les maladies épidémiques réunies. La contamination volontaire de certaines maladies contagieuses, frappant de déchéance non seulement l'individu lui-même mais toute la descendance, devrait être punie avec la plus grande sévérité.

Nous ne voulons pas examiner aujourd'hui toutes ces causes de maladies : il y a là des problèmes sociaux très difficiles à résoudre, mais qu'il faudra cependant examiner un jour, si l'on veut maintenir à notre race sa puissance physique, intellectuelle et morale. Le seul point que nous voudrions toucher dans cette étude, c'est le moyen de diminuer les décès par les maladies contagieuses, susceptibles de revêtir le caractère épidémique.

Nous partagerons ce travail en deux parties : dans la première, nous chercherons à démontrer que l'Etat, dans un but de préservation générale, est autorisé à imposer des limites à la liberté individuelle, et qu'il a le droit de décréter l'obligation de la déclaration des maladies contagieuses, de l'isolement et de la désinfection ; dans la seconde, nous examinerons comment, sur ces bases solides, on peut concevoir l'organisation de l'hygiène publique en France.

Des limites que dans un intérêt de préservation générale, l'État peut apporter à la liberté individuelle

Quelle que soit l'organisation sanitaire que le Parlement arrête, quel que soit le nombre des inspecteurs généraux, départementaux ou communaux de la santé publique, rien de sérieux ne pourra être fait, si on laisse à chaque citoyen la liberté absolue de faire chez lui, au point de vue sanitaire, ce qui convient le mieux à ses habitudes, à ses affections, à ce qu'il croit être son intérêt personnel.

Si l'on attend que l'instruction ait fait pénétrer jusqu'au fond de nos campagnes l'importance de l'application sévère des lois sanitaires, il faudra peut-être trente ou quarante ans encore, avant que les convictions des hommes de science aient passé dans l'esprit de toutes nos populations urbaines et rurales. Nous pouvons donc poser ce principe, que l'application des lois sanitaires, qui sont toujours plus ou moins vexatoires et souvent onéreuses restera lettre-morte, si l'obligation, en apportant certaines restrictions à la liberté individuelle, n'en rend pas l'application facile et rapide.

Est-il véritablement bien nécessaire, au point de vue juridique, de discuter les droits de l'Etat en pareille matière? est-ce que son rôle ne consiste pas à assurer à chaque citoyen l'exercice du maximum de liberté compatible avec le respect de la liberté d'autrui ; est-ce que dans l'intérêt de la société, dans l'intérêt de toute la grande famille française, l'Etat n'a pas le droit et le devoir de veiller à la garde de nos frontières, est-ce qu'il n'a pas le droit de s'emparer de la propriété d'un citoyen, quel qu'il soit, pour établir un chemin de fer ou un canal? Est-ce qu'il n'arrache pas tous les jours des enfants à leurs parents, pour les envoyer à deux mille lieues de la mère-patrie, soutenir l'honneur du drapeau? Est-ce qu'il n'intervient pas au sein même de la famille, pour forcer un fils ingrat à nourrir son père, pour obliger des parents à envoyer leurs enfants à l'école?

Dans l'ordre sanitaire, est-ce qu'il ne place pas les propriétaires dans l'obligation de ne mettre en location que des logements salubres ; est-ce qu'il n'impose pas des dépenses considérables pour la construction de fosses d'aisances, de cheminées d'aération, etc., etc. Nous n'en finirions pas s'il nous fallait énumérer toutes les circonstances où la liberté individuelle est limitée dans un but d'intérêt général.

La question de principe nous semble absolument résolue, il reste à savoir si au point de vue de la santé publique, le maire se trouve suffisamment armé pour arrêter le développement ou la diffusion des maladies contagieuses.

Depuis dix-huit ans, nous faisons partie, soit du Conseil, soit de l'Administration municipale de la ville de Reims, que nous avons actuellement l'honneur de diriger, nous avons pris au Conseil municipal, une part très active dans les discussions qui ont précédé la création de notre Bureau municipal d'hygiène, on ne nous refusera donc pas une certaine expérience, sinon dans la discussion théorique de tel ou tel système, au moins dans l'application pratique des lois et règlements qui concernent l'hygiène publique.

Nous ne nous occuperons pas de toutes les modifications que l'on pourrait utilement apporter dans cette matière, nous nous limiterons à l'étude des mesures qui peuvent diminuer la propagation des maladies contagieuses, susceptibles de revêtir le caractère épidémique.

L'article 97 de la nouvelle loi municipale donne au maire, les pouvoirs suffisants pour combattre une épidémie, quand celle-ci a pris un développement assez grand pour inquiéter ou menacer sérieusement la population ; mais selon nous, elle ne l'arme pas d'une façon suffisante pour lui permettre, dès l'apparition des premiers cas de maladie, de prendre à temps les mesures prophylactiques efficaces. Un exemple fera clairement saisir notre pensée, il nous suffira de retracer à grands traits l'historique des épidémies de variole qui ont sévi à Reims depuis quelques années.

Historique des Épidémies de variole à Reims

En 1880, il n'y avait pas eu dans notre ville d'épidémie de variole depuis plusieurs années ; pas un seul cas n'avait été signalé dans le courant de l'année 1879, lorsqu'on reçut à l'Hôtel-Dieu, dans un service commun une italienne, une chanteuse ambulante fortement atteinte. Cette femme mourait au bout de trois ou quatre jours, après avoir contaminé cinq ou six personnes, entr'autres deux domestiques dans l'hôpital même ; des visiteurs transportèrent la maladie dans un faubourg (quartier Cérès), la filiation des trente premiers cas, put être suivie avec la plus grande exactitude; on put s'assurer que la variole avait été transportée par les personnes ; en peu de temps la maladie se répandit dans toute la ville ; elle atteignit plus de mille individus et fit plus de trois cents victimes ; il n'y avait alors ni salle d'isolement à l'Hôtel-Dieu, ni bureau d'hygiène à l'Hôtel-de-Ville, celui-ci ne fut installé qu'en 1882.

Depuis lors, à cinq ou six reprises différentes, la variole fut importée à Reims : une fois, par un voyageur ambulant, une autre fois par un ouvrier italien, attiré en France par les travaux des forts ; chaque fois, il se développa un petit foyer de maison (de deux à cinq cas) qui put être arrêté par l'isolement des malades, leur transport à l'Hôtel-Dieu dans la salle d'isolement et par la désinfection des logements par les vapeurs sulfureuses et des objets de literie par leur passage à l'étuve. C'est ainsi que les foyers de la place Suzanne, de la rue de Courlancy, de la rue Saint-Thomas et de la rue du faubourg d'Epernay, furent rapidement éteints. Voici, du reste, le nombre exact des décès par variole, pendant ces années :

75	décès en	1881
10	—	1882
7	—	1883
1	—	1884
11	—	1885
114	—	1886

Si au lieu de limiter notre enquête à Reims dans cette courte période d'années, nous relations tous les faits de cette nature contenus dans les rapports sur les épidémies présentés à l'Académie de médecine, c'est par centaines que nous pourrions citer des foyers développés dans des communes par des saltimbanques, des marchands forains, des nourrices, des nourrissons. Nous n'avons pas eu la patience de compter le nombre des victimes; mais ce que cette étude nous a fait constater, c'est que quoique la publication des rapports de l'Académie, mette l'autorité supérieure au courant de tous ces cas de contagion, on retrouve chaque année la répétition des mêmes faits, il faut donc conclure que nos institutions sanitaires sont insuffisantes.

La suite de la relation de nos épidémies de variole à Reims va du reste en fournir un nouvel exemple des plus concluants :

Tout dernièrement, en novembre 1885 nous avons été

impuissants pour arrêter un foyer de variole qui s'était développé dans les circonstances suivantes : Il existe au n° 25 de la rue Gambetta, une ancienne usine que l'on a transformée en logements d'ouvriers; c'est une espèce de vaste caserne qui renferme près de quatre-vingts ménages, appartenant pour la plupart à des ouvriers nomades, toujours à la recherche d'ouvrage et n'en trouvant jamais, à des mendiants, à des déclassés de toute nature, vivant dans la plus complète indifférence du respect des lois et règlements.

C'est dans un de ces ménages que la variole fut importée par un voyageur : deux enfants non vaccinés furent atteints et succombèrent sans qu'aucun médecin les eût visités, sans que personne eût été prévenu; c'est le médecin sanitaire qui, lors de la constatation des décès, fit cette découverte et en informa le Bureau d'hygiène. Immédiatement saisi de ce fait, nous arrêtâmes avec le Directeur les mesures suivantes : les personnes atteintes seraient conduites dans la voiture spéciale réservée à ce service dans la salle d'isolement à l'Hôtel-Dieu ; les personnes non atteintes seraient logées aux frais de la ville dans un autre appartement; les paillasses seraient brûlées, les logements désinfectés par les soins du service sanitaire, les objets de literie portés à l'étuve, tous les habitants de cette vaste maison seraient revaccinés. Nous avions compté sans une double résistance; les malades ne voulurent pas malgré nos plus pressantes sollicitations quitter leur logement; la plupart des individus bien portants refusèrent de se laisser vacciner. Fallait-il à ce moment et en présence de quatre cas de variole respecter la liberté individuelle de ces personnes, liberté garantie du reste par toutes nos lois, ou fallait-il, en vue du développement possible d'un foyer épidémique, prendre un arrêté et faire conduire d'office ces malades à l'Hôtel-Dieu ?

Les mesures que nous conseillait la prudence semblaient s'imposer, et cependant il pouvait être très dangereux, très grave pour un fonctionnaire public de commettre sciemment un excès de pouvoir; il est toujours possible et facile de prendre un arrêté quand on peut s'appuyer sur un texte de loi, il est souvent imprudent et compromettant de voir casser un arrêté illégal.

Évidemment si le maire dans ce cas particulier, avait eu la certitude que ce foyer prît un développement considérable, sa conduite eût été toute tracée, il aurait usé de la force pour prévenir un danger public; mais si, après cet acte d'autorité, la maladie s'était spontanément limitée, si le malade était mort à l'hôpital, ses proches enchantés d'avoir la possibilité d'introduire une revendication pécuniaire, n'auraient-ils pas pu attaquer le chef de la municipalité pour abus de pouvoir, le rendre responsable de la mort de leur parent transporté en pleine éruption à l'hôpital, accuser le séjour à l'Hôtel-Dieu de la terminaison funeste de la maladie et enfin intenter une action civile contre le fonctionnaire qui se serait rendu doublement coupable d'un abus de pouvoir et d'un homicide par imprudence ?

Dans les grandes villes, ces sortes d'accusations seraient peu vraisemblables; mais dans les petites villes où l'animosité politique divise si profondément les citoyens, et où tous les moyens d'attaque sont bons pour faire tomber un magistrat qui détient ses pouvoirs de l'élection, il y a là un danger réel dont l'autorité supérieure doit se préoccuper.

Les fonctions de maire sont assez difficiles à remplir sans qu'il ait encore à se trouver dans l'alternative ou de violer la loi en suspendant momentanément l'une des garanties les plus précieuses que nous ayons, la liberté individuelle, ou d'exposer ses concitoyens à un danger dont il lui est impossible de déterminer l'importance.

Le mieux est assurément de mettre d'accord les lois qui garantissent la liberté de chacun et celles qui assurent à tous une protection suffisante contre le développement des maladies contagieuses.

Toujours est-il que l'épidémie se répandit malgré tous les soins du Directeur du Bureau d'hygiène, malgré toutes les recommandations du maire qui n'a cessé un seul instant d'engager le Bureau à multiplier les vaccinations et les revaccinations, à pratiquer l'isolement et les désinfections. Il y eut dans le courant de l'année 1886, 114 décès causés par cette maladie ainsi répartis : janvier, 2 — février, 14 — mars, 18 — avril, 13 — mai, 23 — juin, 13 — juillet, 7 — août, 2 — septembre, 6 — octobre, 2 — novembre, 2 — décembre, 4.

Il n'est pas possible de dire exactement le nombre de personnes atteintes; si l'on admettait une mortalité de 1/10, on voit que cela ferait plus de 1,000 cas. Au moment où je parle, l'épidémie n'est pas encore complètement éteinte, puisque l'on a constaté 2 décès en janvier et 4 en février. Voilà donc seize mois que nous subissons une épidémie que théoriquement il semble si facile d'arrêter par les vaccinations et les précautions hygiéniques les plus élémentaires.

Il est particulièrement pénible pour un maire-médecin d'assister pour ainsi dire passivement à la persistance d'une épidémie qui s'est étendue dans quelques localités voisines; la persuasion dans la circonstance a été complètement inefficace; les résultats eussent été tout autres si nous avions été mieux armés par la loi.

Deux questions se posent donc et demandent à être résolues : Dans quelle limite les pouvoirs publics doivent-ils garantir à tous les citoyens l'exercice aussi complet que possible de la liberté individuelle? Dans quelle mesure ces mêmes pouvoirs peuvent-ils apporter des limites à cette liberté pour sauvegarder l'intérêt public?

L'idéal de la loi dans une nation démocratique et républicaine est d'assurer à chaque citoyen la plus grande somme de liberté; nous admettons que la seule limite à assigner à l'exercice de ce droit primordial soit la violation ou la diminution de cette même liberté chez le voisin ; mais la loi qui assurerait à un citoyen une part quelconque de liberté au détriment de la liberté d'un autre citoyen, serait une loi mauvaise, injuste, inique.

Dans bien des circonstances ce principe est appliqué; est-ce que des règlements de police n'interdisent pas de chanter la nuit pour ne pas troubler le sommeil d'autrui, de gêner et d'interrompre la circulation sur la voie publique, de prendre jour sur un voisin, etc., etc., les dommages causés dans ces cas ne sont cependant pas très grands puisqu'ils consistent soit dans une légère interruption de sommeil, soit dans un petit retard dans une course, soit dans un coup d'œil indiscret lancé chez le voisin. Il serait beaucoup plus utile d'interdire de vicier l'eau ou l'air soit en infectant le sol, soit en secouant dans une rue ou dans une cour des draps ou des tapis couverts des produits de la desquammation de la variole ou de la scarlatine : car alors on sème des germes de maladie capables de porter la mort et qui dispersés par le vent à une grande distance rencontreront certainement des terrains tout préparés pour les recevoir ; si on n'impose pas la désinfection, comment pourra-t-on légalement arrêter cette diffusion des germes et par conséquent l'extension d'une épidémie ?

Quand à la campagne, on voit les paysans jeter sur le fumier des cours communes, les selles de malades atteints de choléra, de fièvre typhoïde ou de dyssenterie, sans les avoir préalablement désinfectées ou neutralisées, n'autorise-t-on pas l'ensemencement microbien de surfaces considérables ? ne crée-t-on pas d'immenses bouillons de culture, qui pourront tenir en réserve les germes de ces maladies si meurtrières, jusqu'au moment où, sous l'influence d'un rayon de soleil ou d'un coup de vent, ces vibrions retrouveront toute leur vitalité et toute leur énergie. Tant que le principe de la responsabilité dans la contagion des maladies épidémiques ne sera pas inscrit dans la loi avec une sanction pénale, il ne faut pas compter modifier ces déplorables habitudes de nos paysans. Notre législation est, sur ces matières des plus incomplètes et bien en retard sur celles des pays voisins. Un individu qui mettrait dans les aliments d'autrui la quantité la plus minime d'arsenic serait traîné devant la cour d'assises et sévèrement condamné, même si cet empoisonnement n'avait été suivi d'aucun accident, tandis que le même individu qui, pour utiliser un peu de bon engrais, risque de donner le choléra, la fièvre typhoïde ou la dyssenterie à vingt ou trente personnes, ne sera nullement inquiété ; cependant scientifiquement et moralement, il faut bien admettre que dans ce cas spécial il aura été la cause directe des victimes qu'il a faites autour de lui.

Dans cette circonstance, le paysan est jusqu'à un certain point excusable, parce qu'il pèche par ignorance, mais l'homme de science ou le législateur qui laisse faire ces choses, a une grande part de responsabilité. Si Messieurs les députés faisaient la lecture si triste, si navrante des rapports sur les épidémies présentés chaque année à l'Académie, ils acquerraient la conviction qu'il y a là des mesures d'ordre général à prendre.

Le corps médical a le devoir de signaler tous ces faits et d'indiquer le remède à y apporter, mais il faut que sa voix soit entendue et que l'on fasse cesser le développement de ces causes morbides qui désolent souvent tout un pays.

On pourrait soulever cette objection, que pour mettre en vigueur un réglement, on va se heurter à une première difficulté : s'il y a des maladies qui, comme la variole, sont universellement reconnues contagieuses, il en est d'autres, comme le choléra, dont la contagion de personne à personne est discutée : dès le début, on peut donc rencontrer de l'opposition dans le corps médical. Cette difficulté n'est pas bien sérieuse car l'Académie de médecine jugerait la question, et c'est sur un rapport de cette savante compagnie que le législateur inscrirait dans la loi les maladies qui doivent être classées dans telle ou telle catégorie ; l'Académie peut assurément se tromper, mais qui ne se trompe pas ? quelles sont les lois qui ont la prétention de représenter la vérité absolue et d'être immuables ? Si des maladies considérées comme non contagieuses sont reconnues plus tard comme transmissibles, ou si d'autres classées parmi les contagieuses, sont reconnues non transmissibles, on fera comme pour toutes les autres lois, on ajoutera un article additionnel, qui la mettra en parfaite harmonie avec la science.

Quant au droit qu'a l'État d'apporter des limites à la liberté individuelle dans un intérêt général, ce droit est incontestable. Est-ce que tous nos soldats sont des volontaires ? Est-ce qu'il ne faut pas la menace de l'amende et de la prison pour forcer certains pères de famille, à envoyer leurs enfants à l'école ? Est-ce que les nourrices viennent spontanément déclarer leurs nourrissons ? Est-ce que c'est de bonne volonté qu'un propriétaire rapace assainit les logements qu'il met en location ? Évidemment non. La restriction limitant la liberté individuelle pour arrêter le développement des maladies contagieuses, ne soulève donc pas de question de principe, elle se réduit à une question d'opportunité et de mesure, car nul ne peut nier qu'il n'y ait un intérêt moral et social de premier ordre, à donner à l'homme, la protection que l'on donne aux animaux domestiques.

Tout le monde connaît la chanson de Pierre Dupont :

J'aime Jeanne, ma femme,
Eh bien, j'aimerais mieux la voir mourir
Que de voir mourir mes bœufs.

Ce refrain traduit assez exactement ce qui se passe dans beaucoup de nos campagnes, où les vétérinaires sont souvent appelés avant les médecins.

Nos législateurs ont fait une loi sérieuse, efficace contre les épizooties, nous attendons d'eux la même protection contre la propagation des maladies contagieuses dans l'espèce humaine.

Est-ce que la France est trop prolifique? Est-ce qu'au point de vue moral, comme au point de vue patriotique elle n'a pas le devoir de chercher à conserver des milliers d'existences que les épidémies enlèvent chaque année?

Cette loi contre le développement des maladies contagieuses s'impose comme la loi contre les épizooties.

L'État dépense des milliards pour construire des forts et des navires cuirassés; il prend à la nation le meilleur de son sang pour faire des soldats, une grande partie de son gain pour entretenir ces engins redoutables, il doit aussi lorsque le nombre des naissances ne subit plus d'accroissement, s'efforcer de conserver par des lois sages les forces vives de la France.

L'Académie qui, pour toutes ces questions techniques est le grand conseil scientifique de France, un second conseil d'État, chargé de préparer les lois d'hygiène générale, a un rôle important à remplir puisque c'est grâce à sa compétence et à sa sagacité que des mesures efficaces pourront être prises pour la réalisation des progrès que l'on est en droit d'attendre d'une bonne organisation sanitaire.

Après avoir établi que l'État a le droit et même le devoir d'apporter des limites à l'exercice de la liberté individuelle pour sauvegarder les intérêts de tous et assurer le fonctionnement des mesures sanitaires, il y aurait selon nous à décréter l'obligation de la déclaration des maladies contagieuses, de l'isolement et de la désinfection. Nous allons successivement examiner ces différents points.

Obligation de la déclaration des Maladies contagieuses

Pour imposer la déclaration des maladies contagieuses, il suffirait au législateur de reproduire en les modifiant un peu les articles 1, 3 et 30 de la loi du 21 juillet 1881 contre les épizooties.

Art. 1er. — Les maladies des animaux qui sont réputées contagieuses et qui donnent lieu à l'application des dispositions de la présente loi sont les suivantes, etc.

Art. 3. — Tout propriétaire, toute personne ayant à quelque titre que ce soit la charge des soins ou la garde d'un animal atteint ou soupçonné d'être atteint d'une maladie contagieuse, est tenue d'en faire sur le champ la déclaration au maire de la commune où se trouve cet animal.

Sont également tenus de faire cette déclaration tous les vétérinaires qui seraient appelés à le soigner.

L'animal atteint ou soupçonné d'être atteint de l'une des maladies spécifiées dans l'article 1er devra être immédiatement, et avant même que l'autorité administrative ait répondu à l'avertissement, séquestré, séparé et maintenu isolé autant que possible des autres animaux susceptibles de contracter la maladie, etc.

Art. 30. — Toute infraction à ces dispositions touchant la déclaration sera punie d'un emprisonnement de six jours à deux mois et d'une amende de 16 à 400 francs.

Quoique de date très récente cette loi, qui semble très vexatoire et dont l'application est quelquefois très onéreuse puisqu'elle peut dans certains cas exiger l'abatage immédiat du gros bétail, cette loi dis-je, est entrée dans nos mœurs parce qu'on a compris son utilité. La loi qui édicterait la déclaration des maladies contagieuses chez l'homme serait admise sans difficulté par la plus grande partie des citoyens, elle constituerait la seule base solide sur laquelle on pourrait édifier la législation sanitaire. Tant que l'autorité municipale ne sera pas obligatoirement prévenue de l'existence d'un ou plusieurs cas de maladie contagieuse, aucune précaution sérieuse ne pourra être prise ni par le maire, ni par le médecin sanitaire, ni par le médecin des épidémies, ni par le Préfet, malgré la plus grande vigilance et la meilleure volonté de tous ces fonctionnaires.

Dans notre grande ville possédant un bureau d'hygiène fonctionnant avec zèle et activité et huit médecins sanitaires, il nous a été impossible d'enrayer un foyer de variole parce que la déclaration de deux cas de cette maladie n'avait pas été faite ; ces cas fussent restés ignorés sans la visite obligatoire du médecin pour la constatation des décès.

On a déposé depuis longtemps un projet de loi pour rendre la vaccine obligatoire, il est malheureusement resté sans sanction, cependant le fait que nous venons de relater rue Gambetta 25, en prouve bien manifestement l'utilité.

Les deux premières victimes de la variole étaient deux enfants non vaccinés ; il n'a pas suffi de mettre toutes les semaines et gratuitement du vaccin à la disposition du public, les médecins sanitaires se sont rendus sur les lieux et ont prié les habitants menacés de se faire vacciner, leur dévouement et leur éloquence ont été inutiles parce qu'ils s'adressaient à des individus que la misère a rendus indifférents. Pour arrêter une maladie théoriquement aussi facile à enrayer que la variole, il faudrait donc que les vaccinations et les revaccinations fussent rendues obligatoires.

Quelle objection peut soulever l'obligation de la déclaration? Une seule, si c'est le médecin qui est appelé à la faire ne sera-t-il pas dans une certaine mesure forcé de violer le secret professionnel? Nul plus que nous n'estime que les confidences faites au médecin soit spontanément par le malade, soit provoquées par lui dans le but d'éclairer un diagnostic, ne doivent être placées au fond de la conscience comme dans un tombeau; ces secrets professionnels ne sont pas la propriété du confident qui les a reçus, ils constituent un dépôt inviolable, sacré, auquel dans aucune occasion il n'a le droit de toucher; dans notre projet, pour sauvegarder de la façon la plus complète cette prérogative du médecin, ce n'est pas lui mais la famille qui devrait, sous sa responsabilité faire la déclaration. Nous appliquerions, aux déclarations de maladies contagieuses, les articles 55 et 56 du code civil.

Art. 55. — Les déclarations de naissance seront faites dans les trois jours de l'accouchement à l'officier de l'état-civil du lieu.

Art. 56. — La naissance de l'enfant sera déclarée par le père, ou à défaut du père, par les docteurs en médecine et en chirurgie, sages-femmes, officiers de santé ou autres personnes qui auraient assisté à l'accouchement et lorsque la mère sera accouchée hors de son domicile, par la personne chez qui elle sera accouchée.

Ces articles pourraient être ainsi modifiés :

Art. 55 *bis*. — La déclaration des maladies réputées contagieuses dont les noms suivent, sera faite dans les 24 heures, à la Mairie du lieu, par le chef de famille, ou à son défaut, par un membre de la famille, ou en l'absence de tout membre de la famille, par le propriétaire, le chef locataire, ou à défaut des personnes sus-dénommées par le médecin traitant.

L'article 346 du code pénal : Toute personne qui, ayant assisté à un accouchement n'aura pas fait la déclaration, sera punie d'un emprisonnement de six jours à six mois et d'une amende de 16 à 300 francs, serait ainsi modifié :

Art. 346 *bis*. — Toute personne qui, comme chef de famille, membre de la famille, propriétaire, chef locataire ou médecin traitant, n'aura pas fait la déclaration imposée par l'article 55 *bis*, et dans les délais fixés par ces mêmes articles, sera punie d'une amende de 16 à 300 francs ou d'un emprisonnement de six jours à six mois.

L'article 358 applique à peu près les mêmes peines à ceux qui, sans l'autorisation préalable de l'officier de l'état civil, auront fait inhumer un individu, etc., etc.

En France, à moins de crime toutes les naissances et tous les décès sont déclarés: il est absolument indispensable qu'il en soit de même pour les maladies contagieuses.

Quelles seraient les maladies à inscrire dans la loi ? Il en est qui s'imposent, comme la variole et la diphthérie ; pour les autres, la liste en serait dressée par l'Académie de médecine à la suite d'une discussion publique.

L'obligation une fois inscrite dans la loi, en pratique les choses se passeraient beaucoup plus simplement, aussitôt que le diagnostic pourrait être fait avec certitude, le médecin traitant déposerait à la poste (il y aurait franchise postale) ou à la mairie, ou dans un bureau de police, l'indication de la maladie, le nom et le domicile du malade. Dans les cas spéciaux où il croirait que des mesures prophylactiques devraient être prises, il mettrait une note indiquant la nature de ces mesures. Sur le coin de l'enveloppe on mettrait *hygiène publique*, toutes ces feuilles seraient dépouillées par le maire, par le médecin sanitaire municipal ou par le chef du Bureau d'hygiène.

On le voit, il n'y a véritablement aucune difficulté sérieuse à prévoir dans l'application de cette loi, et il faut le dire, il faut le répéter, tant que ces deux articles additionnels au code civil n'existeront pas, on ne pourra pas sérieusement organiser la médecine publique en France; toutes les commissions, toutes les inspections que l'on créera, ne pourront exercer un rôle utile que si l'on a la certitude que tous les cas de maladie contagieuse seront exactement déclarés.

Que seraient les registres de l'état civil si la déclaration des naissances et des décès n'était pas obligatoire? Que deviendraient la statistique et la démographie si ces déclarations n'étaient pas imposées? Que serait la conscription, si l'inscription des conscrits ne se faisait pas d'office? Plus on réfléchit à cette question, plus on s'étonne, qu'en présence des faits extraordinaires signalés par MM. les rapporteurs de l'Académie, la déclaration des maladies contagieuses ne soit pas depuis longtemps obligatoire.

Nous ne ferons que quelques citations pour bien montrer que nous n'exagérons pas.

En 1879, M. le Dr Lancereaux dit *que 80 ans n'ont pas suffi pour déraciner les préjugés des masses populaires et mettre en évidence l'absolue nécessité de la vaccine.*

En 1880, M. H. Gueneau de Mussy constate l'absence de rapports dans vingt départements.

« Il rappelle qu'en 1875, Boston, ville anglaise, a demandé
» au Parlement l'autorisation d'édicter un règlement
» imposant l'obligation de faire connaître à l'autorité sanitaire
» toutes les maladies infectieuses qui se déclarent, le
» Parlement a voté ce qui lui était demandé.

» Cet exemple a été suivi par la plupart des villes du » Royaume-Uni ; tantôt c'est l'occupant de la maison qui » doit faire la déclaration, tantôt c'est le médecin traitant : » il y a une amende de 50 à 250 francs, on a obtenu d'excel- » lents résultats. »

M. H. Gueneau de Mussy termine son rapport ainsi :

« Par suite du défaut d'organisation de la médecine » publique, nous pouvons affirmer, une fois de plus, *que* » *cette année, comme les précédentes, des milliers* » *d'existences ont été perdues par le fait de maladies* » *infectieuses et, par le fait, susceptibles d'être prévenues.*

» *Nous attendons de l'administration les moyens prati-* » *ques qui assurent l'exécution des règlements.* »

En 1881, M. Colin écrit :

« S'il est une affection dont les ravages à l'époque où » nous vivons, doivent inspirer tout particulièrement des » regrets, nous allions dire des remords, à l'administration » aussi bien qu'à l'hygiéniste, c'est la variole, car l'homme » est maître de s'en préserver.

» En 1881, elle est signalée dans trente-et-un départements, » plus de deux mille cas sont signalés amenant plus de huit » cents décès. »

On sait qu'en Allemagne, la variole est presque inconnue dans l'armée : tandis qu'en France en 1870, huit mille varioleux en six mois passèrent par l'hôpital installé à Bicêtre. Malgré cette agglomération considérable, le pronostic de cette affection n'a pas été aggravé, et la diffusion engendrée par un pareil foyer est restée restreinte dans d'étroites limites, le contage allant surtout où on le portait. M. Colin tire cette conclusion que, non seulement on peut, mais on doit faire des hôpitaux spéciaux pour les varioleux et supprimer les foyers intérieurs ; il conclut ainsi :

« En terminant ce rapport, Monsieur le Ministre, il nous » reste un devoir à remplir, c'est *de vous signaler les plaintes*

» *d'un grand nombre de nos correspondants qui, malgré*
» *leur titre de médecin des épidémies, et malgré les*
» *épidémies qui règnent autour d'eux, n'ont reçu aucune*
» *demande d'information,* aucune invitation de l'adminis-
» tration ; beaucoup de départements n'avaient aucun
» document. »

En 1882, M. Bucquoy constate que les médecins des épidémies ne sont jamais prévenus, il traduit leurs plaintes, et réclame la création d'une direction générale de la santé publique qui s'impose fatalement à un gouvernement soucieux des intérêts sanitaires de la population.

« En 1883, M. Féréol constate qu'il n'est pas possible de
» donner une idée à peu près complète de ce qu'eût été la
» maladie épidémique en France puisque *les 3/5 seulement*
» *sont représentés dans les comptes-rendus*, les maires font
» preuve souvent d'une mauvaise volonté systématique,
» l'administration préfectorale semble les encourager et
» cependant l'homme a le droit de n'être pas moins bien
» traité que le bétail. »

Dans son rapport sur les épidémies pendant l'année 1884, M. le Dr Siredey s'exprime ainsi :

« Je dois tout d'abord vous prémunir, Monsieur le Ministre,
» contre les inexactitudes et l'insuffisance de ce travail ; car
» les documents dont il émane sont eux-mêmes incomplets et
» ne peuvent donner qu'une idée approximative de l'état sani-
» taire de la France.

» *Variole.* — On ne peut se défendre d'une pénible
» surprise en parcourant les dossiers relatifs à la variole, et
» on reste à la fois étonné du nombre encore considérable de
» malades atteints, et découragé de l'inutilité des plaintes
» renouvelées sur ce sujet. Il semble aujourd'hui, qu'un siècle
» après la découverte de Jenner, la variole ne devrait plus
» exister que comme une rareté pathologique; or, il n'en est
» rien, la variole continue à se développer tout autour de
» nous, et dans quelques départements elle donne lieu à des

» épidémies qui exercent de véritables ravages sur certaines » localités.

» Le chiffre de décès causés par la variole, accusé dans le » rapport, est d'environ 2,000, à peu près le même que pour » l'année 1883.

» Le début de la maladie est à peu près le même partout, » il coïncide avec l'apparition dans la localité d'un étranger, » qui tombe malade à son arrivée, ou avec le passage d'un » nomade mendiant, saltimbanque, etc. L'histoire est la » même au nord comme au midi, à l'est comme à l'ouest, le » plus souvent toutefois vers les frontières, car la variole est » assez ordinairement chez nous d'importation étrangère.

» La variole fut importée à Viperon, commune de Sainte-» Foix, dans deux chantiers de terrassiers, par des ouvriers » italiens venus de Turin où sévissait la maladie; grâce » à l'isolement des malades, la maladie n'attaqua que trois » personnes. La variole gagne Pigettes où sur 11 habi-» tants 9 sont malades. La variole éclate à la Guraz. Six » semaines se passent sans que l'administration reçoive » aucun avis, et cependant la maladie sévit avec une intensité » inouie.

» La terreur, dit le Dr Empereur, s'était emparée de la » population, chaque famille comptait des malades et des » morts. En moins de deux mois, sur les 149 habitants du » village, 57 étaient frappés, 23 avaient succombé.

» Voilà, dit M. le Dr Siredey, ce qu'est encore la variole à » la fin du XIXe siècle! Ne croirait-on pas voir revivre, dans » le tableau du Dr Empereur, ces effroyables épidémies des » derniers siècles dont les historiens nous ont laissé la » description.

» Certes, nous n'avons pas la prétention de dire que » ce rapport mesure l'état de la variole dans toute la France; » mais n'est-ce point une chose grave de voir une épidémie » frapper le tiers des habitants d'un village, en enlever » le sixième environ, alors que la première intervention d'un » médecin intelligent et dévoué arrête l'épidémie comme par » enchantement! Et cependant nous sommes doublement » armés contre la variole, puisque nous pouvons à la fois » attaquer la maladie chez celui qui porte le germe et chez

» celui qui peut le recevoir. Il suffit de le vouloir avec fermeté » pour arriver à l'extinction à peu près complète de la » variole en France. »

Le dernier rapport publié, celui de M. Dujardin-Beaumetz, pour l'année 1885, fait parvenir au Ministre les mêmes doléances sur l'organisation défectueuse de la santé publique en France, les mêmes regrets, les mêmes plaintes :

« Lorsqu'on a compulsé les nombreux dossiers qui sont » transmis à l'Académie pour servir de base au rapport, on » est frappé plus que jamais de la nécessité d'une réforme » dans l'organisation du service relatif à l'hygiène publique.

» La plupart de ces rapports sont incomplets, chaque » département agit à sa guise, les médecins des épidémies se » plaignent unanimement de l'insuffisance des documents qui » ont servi à établir leur travail. »

Après la reproduction de ces documents officiels où la mauvaise organisation de ce service est partout signalée, il est impossible pour tout esprit impartial de ne pas réclamer avec nous, l'obligation de la déclaration des maladies contagieuses. A quoi peuvent servir la science, le zèle, le dévouement de MM. les rapporteurs quand, chargés de présenter un tableau général de la constitution médicale de notre pays pendant une année, ils constatent que les 2/5 de la France ne sont nullement représentés et que dans les 3/5 où des rapports ont été fournis, on ne signale que la moitié des cas qui ont véritablement existé.

Dans aucune branche de l'administration publique (que le monde nous envie), on ne trouve aucun service fonctionnant d'une façon aussi défectueuse.

Cependant dans un grand nombre d'États voisins, la déclaration des affections contagieuses est obligatoire. Nous regrettons de ne pouvoir analyser le beau livre de M. A.-J. Martin sur l'administration sanitaire civile à l'étranger; les 700 pages qu'il a écrites sur ce sujet sont pleines de faits qui démontrent avec la plus grande évidence notre infériorité.

« Partout, dit M. Martin, et c'est le cas le plus fréquent
» dans le monde entier, partout où l'information officielle de
» tous les cas d'affections contagieuses, la désinfection,
» l'isolement et en cas de variole, la vaccination ont été
» surveillés, contrôlés et exécutés, grâce à une administration
» sanitaire présentant les qualités depuis longtemps indiquées
» et rappelées plus haut, la mortalité par ces affections n'a
» pas tardé à suivre une décroissance de plus en plus marquée
» et le taux de la vie moyenne s'y est élevé.

» La recherche des moyens et des progrès qui ont amené
» ces résultats s'impose donc à tous ceux qui se préoccupent
» de la prospérité et de la vitalité de la France. »

De l'isolement obligatoire

Le corollaire forcé de la première proposition serait pour certaines maladies comme la variole et la diphthérie, l'isolement obligatoire. Nous ne nous dissimulons pas que c'est dans l'application de cette mesure que l'autorité municipale rencontrera le plus de difficultés; c'est dans ce cas aussi que la loi devra être suffisamment élastique pour ne pas blesser les sentiments si respectables des familles qui les portent à se dévouer avec la plus grande abnégation pour leurs malades. Si l'application de cette mesure devait diminuer dans la plus petite proportion ces sentiments si nobles si élevés qui inspirent le sacrifice complet de soi-même pour un être aimé et font que l'on donne sa vie pour sauver une existence chère, la loi serait mauvaise; l'humanité serait amoindrie si l'égoïsme personnel remplaçait cet admirable dévouement si profondément placé dans notre cœur. Nous n'entendons donc en rien apporter une entrave à l'exercice d'un droit supérieur qui fait le plus grand honneur à l'humanité; mais on conviendra facilement qu'à côté de l'adulte qui est libre de sa destinée, il y a les faibles, il y a les enfants qu'il faut protéger contre l'ignorance, l'insouciance, l'indifférence de leurs parents. Nous avons dans notre législation nombre de lois qui protègent l'enfance contre des attentats de toute nature, contre les mauvais traitements, contre les dangers auxquels ils sont souvent exposés au sein même de la famille, pourquoi la loi ne les protègerait-elle pas contre une maladie qui va certainement, les défigurer, les estropier, ou leur donner la mort. Est-ce que l'enfant peut seul se défendre contre ces atteintes graves? Est-ce que ce n'est pas un crime social que de laisser la diphthérie se propager dans une famille? Dans les classes élevées de la société, on commence à comprendre qu'il y a des mesures nécessaires à prendre; mais dans les classes pauvres, dans celles où règne la misère, les chefs de famille pèchent par ignorance, et le plus souvent encore par indifférence; l'habitude de la souffrance fait qu'ils sont cuirassés contre toutes les épreuves. C'est dans une famille semblable que s'est développé le foyer de variole rue Gambetta, 25. Dans ces cas une loi qui pourrait intervenir, serait véritablement non pas une loi violente ou restreignant la liberté individuelle, mais une loi de préservation sociale et de protection de l'enfance.

Il y a donc lieu dans cette matière d'établir une classification; il nous faut étudier séparément l'isolement dans la famille, l'isolement dans la maison de santé, l'isolement à l'hôpital.

Isolement dans la famille

L'isolement dans la famille serait le plus simple, le plus facile, chaque fois que la disposition de l'appartement le permettrait; le plus souvent le malade au lieu de rester dans des appartements ornés de tentures et de tapis serait transporté dans la chambre la plus simple, la plus séparée du reste de l'appartement; là le malade tout en recevant les soins affectueux des siens serait soustrait aux visites des autres membres de la famille, et surtout aux visites si fatigantes et si dangereuses des étrangers. Tout le monde y gagnerait et particulièrement le malade qui n'aurait pas à subir l'ennui des conversations incessantes que l'on entretient auprès de son lit et qui troublent son repos.

Isolement dans la maison de santé

L'isolement dans des maisons de santé entrerait, pensons-nous, assez facilement dans nos mœurs : dans les grandes villes on trouve des maisons où, moyennant une rétribution plus ou moins considérable, on procure aux malades un confort suffisant. Est-ce que les personnes les plus favorisées de la fortune, les plus en état d'être soignées chez elles, ne vont pas dans une maison de santé quand elles ont un dérangement des facultés intellectuelles? Est-ce qu'alors l'isolement, la séparation de la famille où le malade trouve sans cesse renouvelées des causes d'excitation, ne sont pas de l'avis de tous une excellente chose? La sécurité publique, la sécurité de la famille, la sécurité du malade lui-même, sont ainsi assurées. Est-ce que dans cet intérêt supérieur les membres les plus dévoués de la famille ne consentent pas à une séparation devenue nécessaire? Les accuse-t-on pour cela d'égoïsme, d'abandon, de manque de courage ou de manque de dévouement? Certainement, non.

Est-ce que dans bien d'autres circonstances, nous ne voyons pas les personnes les plus riches, les plus splendidement logées, quitter leur somptueux hôtel et aller s'installer dans une maison spéciale pour y subir une opération grave qui peut être mortelle comme l'ovariotomie? Pourquoi se décident-elles ainsi à quitter leurs habitudes, leurs affections, le grand confort qu'elles ont chez elles? Parce qu'elles trouvent là plus de sécurité pour l'opération et pour les soins consécutifs qu'elles ont à recevoir. La séparation de la famille, l'isolement de tous les amis dévoués, l'absence complète de visites, l'écartement des personnes susceptibles d'exciter la sensibilité constituent autant de circonstances favorables pour permettre aux malades d'obtenir une guérison certaine et rapide; le succès dans des opérations de ce genre tient souvent à si peu de chose : les soins d'une infirmière bien stylée sont souvent plus précieux que le dévouement de toute la famille.

En entrant dans une maison semblable, la malade fait volontairement abstraction de sa volonté; elle consent à n'être qu'un sujet docilement livré au chirurgien; elle fait le sacrifice de sa personnalité morale et physique : elle sait que sous l'influence du chloroforme elle ne sera plus maîtresse de sa pensée, et cependant elle s'abandonne tout entière dans l'espoir de retrouver la santé.

Pourquoi cette même malade ne quitterait-elle pas sa demeure si elle est atteinte de variole? Le sacrifice serait pour elle bien moins considérable puisqu'elle ne ferait plus l'abandon de sa personnalité morale ; elle aurait en outre la certitude que par ce sacrifice volontaire elle peut éviter à sa famille la contagion d'une maladie affreuse où les siens peuvent laisser leur beauté et leur vie. Combien cet argument serait puissant dans bien des cas pour décider à la séparation de la famille.

En dehors de ces considérations, il en est d'autres encore qui ont leur importance. Souvent il est difficile de donner aux malades atteints de variole tous les soins qu'ils réclament ; la mauvaise disposition des appartements ne permet pas toujours de recourir comme il le faudrait aux bains antiseptiques et aux désinfectants dont l'usage entre pour une si grande part dans le traitement de la maladie.

L'isolement dans la maison de santé donnerait donc au malade plus de chances de guérison, puisqu'il se trouverait là dans de meilleures conditions ; de plus en évitant la contagion dans la famille, il serait à l'abri de toute préoccupation pour les siens, il supporterait plus patiemment sa pénible maladie.

Isolement à l'hôpital

L'isolement à l'hôpital pour les nécessiteux qui n'ont chez eux ni le logement suffisant pour séparer le malade du reste de la famille, ni les ressources pour assurer les soins de propreté de la personne du linge et du foyer, serait un grand bienfait.

Aujourd'hui encore on se sent le cœur navré en lisant ce qui se passait il y a moins de cent ans dans les grands hôpitaux, à l'Hôtel-Dieu de Paris par exemple. Deux ou trois malades couchaient dans le même lit, et il arrivait souvent de retrouver le matin un cadavre entre deux malades ; ces faits nous semblent monstrueux et s'ils n'avaient pas un caractère d'authenticité absolue, nous nous refuserions à croire à leur véracité; cependant pourquoi tant nous étonner quand nous voyons dans nos grandes villes et dans les villages manufacturiers le père et la mère vivre dans une ou deux chambres avec huit ou dix enfants. Lorsqu'une maladie épidémique se développe dans un tel milieu, n'est-il pas cruel, barbare, immoral de laisser toute liberté à la propagation de la contagion au milieu d'une telle promiscuité; et qu'on ne dise pas que ces faits sont exceptionnels, nous en avons observé à Reims et dans les villages de la vallée de la Suippe. La loi en intervenant dans ces cas peut apporter une limite à la liberté du chef de famille, cela est vrai, mais il faut reconnaître aussi qu'elle sauvegarderait les intérêts des enfants incapables de se soustraire spontanément à une situation aussi dangereuse. Ce serait donc une loi tutélaire, une loi de protection sociale que celle qui permettrait au maire de séparer le sujet infecté, en lui donnant du reste, tous les soins que réclame son état. On ne verrait plus un gros enfant plein de santé dormir avec tranquillité à côté d'un de ses frères en pleine éruption variolique ou atteint d'angine couenneuse. Chez une nation civilisée, en plein XIXe siècle, de tels faits ne devraient plus se produire, et de plus, comme nous pourrions le démontrer par des centaines d'exemples, ce déplorable état de choses, qu'il va de l'honneur de nos législateurs de faire disparaître, est un danger permanent pour la société tout entière.

Quand les ouvriers sont bien portants, s'ils souffrent de leur misère (ce qui est très regrettable) leur souffrance ne rejaillit sur personne; mais quand ils sont atteints de maladies infectieuses et contagieuses, cette vie en commun devient vite un danger public, car c'est toujours dans ces milieux malsains, malpropres, misérables que les germes rencontrent toutes les conditions favorables à leur développement et pullulent avec la plus grande intensité. C'est dans ces chambrées que des germes, déposés à un moment donné, et ayant épuisé leur action sur tous leurs habitants, peuvent à un ou deux ans de distance constituer de véritables foyers de reviviscence. On nous a signalé cette année un fait de cette nature : un cas de variole se serait développé sans qu'il y ait en contact avec un malade, dans une chambre où était mort un varioleux un an auparavant. Ce n'est pas seulement un danger prochain, c'est une menace pour l'avenir de laisser vivre dans ces bouges des malades atteints de maladie contagieuse, puisque quand l'épidémie est éteinte, on n'a pas la certitude absolue qu'elle ne renaîtra pas; le germe conservé dans les hardes ou dans les poussières pouvant à un certain moment frapper de nouvelles personnes.

On peut objecter qu'il est dangereux de grouper dans un même endroit des malades atteints de maladies épidémiques et infectieuses; pour les affections puerpérales, cette réunion pourrait peut-être présenter des inconvénients; pour les fièvres éruptives, cet argument n'a pas de valeur. A Bordeaux, dans une épidémie de variole récente, on a pu constater que le taux de la mortalité à domicile était beaucoup plus considérable qu'à l'hôpital; en prenant les précautions antiseptiques suffisantes, il n'y a à redouter ni la création de foyers plus intenses, ni l'aggravation de la maladie chez la personne atteinte.

Une autre objection très sérieuse se présente : si l'on augmente le pouvoir du maire, on augmente aussi sa responsabilité, ses devoirs seront plus grands, car tant qu'il n'existera pas d'hôpitaux cantonaux, il devra installer dans chaque commune une maison convenable permettant de faire l'isolement des premiers cas de maladies infectieuse et contagieuse. Si la maison reste inoccupée, la commune aura supporté une petite dépense inutile, mais elle aura été prévoyante. Est-ce que l'on reproche à une commune d'entretenir en bon état une pompe à incendie, même quand il n'y aurait pas d'incendie? Évidemment, non : il en sera de la maison d'isolement comme de la pompe; elle sera toujours prête à fonctionner, et si une année on ne s'en sert pas, tout le monde aura lieu de s'en féliciter. Ne semblerait-il pas tout à fait extraordinaire que l'on ne prît pas pour les personnes les mêmes mesures de préservation que pour les propriétés?

Si nous avions été suffisamment armé, nous n'aurions pas vu la santé publique compromise par l'entêtement de deux ou trois individus appartenant à la catégorie la moins intéressante de nos concitoyens.

Une dernière objection a été faite, mais nous n'y attachons pas la moindre importance. On nous a dit qu'il y avait danger à faire connaître au public l'existence dans une commune d'une maladie contagieuse, que des paniques extraordinaires pourraient se produire et qu'on ne trouverait plus personne pour soigner les malades. Ces objections ne sont nullement fondées : depuis quatre ans que le Bureau d'hygiène fonctionne à Reims, les journaux politiques reproduisent chaque semaine le tableau des décès occasionnés par toutes les maladies, y compris les maladies contagieuses ; cette publication n'a jamais jeté l'alarme dans le public, et n'a jamais empêché les malades de recevoir les soins que nécessite leur situation ; mais elle a eu ce bon côté, de faire prendre aux mères de famille vigilantes plus de précautions pour éviter des contacts dangereux. Quant à mettre en doute le courage et le dévouement de la femme française, elle en a donné trop de preuves pour que nous nous attardions à combattre cette idée. S'il y a dans la société raffinée des grandes villes toute une classe d'efféminées qui ne songent qu'à leur plaisir, il y a partout des femmes toujours prêtes à se dévouer : lorsqu'une invasion du choléra nous menaçait il y a deux ans, n'avons-nous pas vu des *Femmes de France* se faire inscrire pour soigner les malades? En temps ordinaire, nous reconnaissons qu'il y a lieu de préparer un corps éclairé d'infirmiers et d'infirmières ; c'est dans ce but que l'année dernière nous avons fondé, grâce au bienveillant concours des médecins de l'Hôtel-Dieu et des professeurs de l'École de médecine, une école de ce genre.

Les mesures préventives qu'il y aurait lieu de prendre pour arrêter la diffusion des maladies contagieuses, ne portent pas seulement sur nos concitoyens, elles visent aussi les étrangers qui viennent apporter chez nous différentes maladies, la variole par exemple. Les rapports de l'Académie sont pleins de faits de cette nature. A Reims, depuis six ans, trois foyers épidémiques ont été déterminés : deux par des ouvriers italiens qui étaient employés aux travaux des forts, le troisième par une chanteuse ambulante ; ces trois italiens n'avaient jamais été vaccinés, aussi la variole trouvant un terrain vierge prit chez eux une intensité et une virulence considérables.

La France est beaucoup trop hospitalière, il devrait y avoir pour les étrangers des règlements de police sérieux qui ne leur permissent pas de venir infecter nos populations.

En examinant à fond cette question qui, au premier abord, semble donner à l'autorité municipale des pouvoirs excessifs, on voit qu'en pratique les choses se passeraient très facilement et très simplement. Si le maire se servait d'une loi sur l'isolement obligatoire pour satisfaire de petites vengeances personnelles, la presse ferait vite justice de ces abus de pouvoir qui, du reste, ne sont guère vraisemblables.

De la Désinfection obligatoire

L'obligation de la désinfection pénétrerait vite dans les mœurs; à Reims, où le service est organisé, la désinfection se fait à domicile ou à l'étuve par les soins du Bureau d'hygiène, soit sur la demande du médecin, soit sur celle du propriétaire ou du locataire.

Pour les indigents, le service est gratuit; pour les personnes aisées, il se fait d'après un tarif approuvé par le Préfet. Une voiture spéciale complètement fermée va chercher les objets de literie au domicile des habitants, elle les porte à l'étuve, et au bout de vingt-quatre heures, ceux-ci sont reportés de la même manière au domicile du propriétaire.

Nous avons longuement insisté sur l'obligation de la déclaration des maladies contagieuses, de l'isolement et de la désinfection, parce que c'est pour nous la base de tout système sanitaire sérieusement compris. En chargeant le maire de chaque commune de la surveillance et de l'application des lois sanitaires, on ajoute peu de chose à ses attributions déjà si nombreuses et on assure le fonctionnement facile et régulier de l'institution nouvelle.

Nous abordons maintenant le second point de notre étude : l'obligation de la déclaration de l'isolement et de la désinfection étant introduite dans la loi, comment peut-on comprendre l'organisation des services sanitaires nationaux? Nous laissons à dessein de côté le service sanitaire international. Celui-ci, du reste, grâce à la science et à l'énergie du regretté

M. Fauvel, président de la commission de Constantinople, est beaucoup mieux organisé que le service national. Devant les autres nations, la France ne pouvait accepter un rôle effacé, elle a toujours été brillamment représentée dans tous les congrès internationaux ; à l'intérieur, les pouvoirs publics se sont pour ainsi dire désintéressés de la protection qu'une bonne loi pourrait donner à nos concitoyens. Ce fait est très regrettable, il faut absolument que l'opinion publique, saisie de la situation tout à fait inférieure où se trouve notre pays, impose à ses mandataires l'obligation de faire des lois qui, chaque année, selon l'expression du savant académicien M. Gueneau de Mussy, protègent des milliers d'existences humaines.

Projet d'organisation de l'Hygiène publique en France

Si nous intervenons dans cette question, c'est que, comme médecin des épidémies, comme membre du Conseil d'hygiène et surtout comme administrateur d'une ville de près de 100,000 âmes, nous avons eu souvent à étudier et à résoudre des questions d'hygiène publique.

Depuis plusieurs années, l'Académie de médecine, la Société de médecine publique et un groupe de Députés ont examiné divers projets ; nous ne voulons pas les discuter, presque tous visent l'organisation d'un grand Comité d'hygiène publique de France et la création d'inspecteurs généraux ; notre système est différent : au lieu de placer en haut de l'échelle administrative au Ministère, le centre d'activité, nous le plaçons en bas, c'est-à-dire dans la commune. Nous avons soin, toutefois, de relier l'organisation communale au Comité supérieur de la Capitale, par la création d'un bureau d'hygiène au chef-lieu de chaque département. Dans ce projet, nous avons surtout cherché à placer auprès de chaque agent sanitaire, un administrateur ayant l'autorité suffisante pour appliquer et transformer en arrêté les mesures préventives conseillées par le conseil technique, l'agent sanitaire. Dans la commune nous trouvons le maire, au chef-lieu du département le préfet, à Paris le Ministre.

Nous avons donc à examiner successivement :

L'organisation communale ;
L'organisation départementale ;
Et l'organisation centrale des services sanitaires.

De l'Organisation sanitaire communale

Le maire serait chargé d'appliquer et de surveiller les lois sur l'obligation de la déclaration des maladies contagieuses, sur l'obligation de l'isolement des personnes atteintes et sur l'obligation de la désinfection des appartements et objets de literie.

Il serait assisté d'un docteur en médecine qui, sur toutes ces matières, constituerait un conseil technique; de même que tout administrateur a besoin d'un architecte pour diriger les constructions, d'un ingénieur pour faire les routes, d'un comptable pour établir les comptes, il est indispensable qu'un homme de l'art soit attaché à chaque mairie pour dépouiller les déclarations, les contrôler et indiquer les mesures spéciales qu'il y a lieu de prendre pour chaque maladie.

On comprend toutefois que cette organisation ne saurait être la même dans un village et dans une ville importante; dans le village, il suffirait d'avoir un médecin sanitaire; dans la ville, il serait nécessaire de créer un bureau d'hygiène. Étudions successivement comment pourraient fonctionner ces deux services.

Du Médecin sanitaire communal

Le maire est chargé de faire respecter la loi dans sa commune; il est à la fois l'élu de ses concitoyens et de ses collègues du Conseil et le représentant du Gouvernement; il doit donc s'efforcer de donner satisfaction et à ses concitoyens qui l'ont nommé et au Gouvernement qu'il représente; il doit concilier ces deux intérêts souvent opposés. En lui confiant l'application des lois sanitaires, on peut donc être assuré qu'il ne les appliquera que dans la mesure nécessaire, sans déployer le zèle excessif et l'ardeur que mettent quelquefois certains fonctionnaires qui, dépendant exclusivement de l'État, cherchent à aller au-devant des désirs de leur chef, pour avoir de l'avancement. Le maire qui a toute son indépendance, est avant tout le protecteur, le défenseur de ses concitoyens. Si la surveillance du service sanitaire était confiée à un inspecteur nommé par l'État, il serait à craindre que par un excès de zèle celui-ci n'imposât aux habitants des vexations inutiles.

Il est donc indispensable de laisser au maire le soin d'appliquer la loi sanitaire, comme il applique la loi sur le recrutement, sur les impôts, sur l'instruction, etc.; mais celui-ci qui n'est pas nécessairement un médecin, doit être guidé par un homme de l'art capable de juger du caractère et de l'importance d'une maladie contagieuse. Dans notre organisation, il devrait donc y avoir dans chaque commune un médecin sanitaire pourvu du diplôme de docteur en médecine; la dépense du traitement qui lui serait alloué serait obligatoire pour la commune.

Ses attributions seraient les suivantes :

1° Vérification des décès et dépouillement des déclarations de maladie contagieuse faites à la mairie. Tous les cas signalés seraient inscrits sur un registre spécial et immédiatement envoyés au chef sanitaire départemental, dont nous parlerons dans un instant; en regard de cette inscription et dans une colonne à part, il indiquerait les mesures prophylactiques à prendre par la famille et par l'autorité municipale. Tous les ans avant le 31 janvier, il enverrait au maire et au préfet un rapport statistique sur le nombre et la nature des décès, sur les maladies contagieuses ayant régné dans la commune et sur les moyens prophylactiques employés;

2° Surveillance des établissements insalubres ou dangereux, des logements malsains et de la loi Roussel. Il aurait toute initiative pour proposer au maire les mesures qu'il croirait utiles dans l'intérêt de la santé publique, le maire restant du reste, comme pour les autres services communaux, seul juge de l'opportunité de leur application.

Chaque commune devrait avoir son médecin sanitaire, mais le même médecin pourrait avoir comme pour sa clientèle

www.ingramcontent.com/pod-product-compliance
Lightning Source LLC
LaVergne TN
LVHW050458160826
845677LV00003B/820

9782329672434

particulière l'inspection sanitaire d'un certain nombre de villages.

On dira peut-être qu'avec la rétribution modique que chaque commune fournirait en raison de son importance et pouvant varier de 100 à 500 ou à 1,000 francs, on trouverait difficilement à recruter ce personnel des médecins sanitaires ; nous ne le pensons pas, parce que en dehors des émoluments attachés à la fonction, ce serait un honneur d'avoir l'inspection sanitaire de toute une contrée. On trouve bien dans chaque arrondissement un médecin acceptant gratuitement les fonctions de médecin des épidémies; partout où il y a un hôpital on trouve des médecins qui se font honneur d'être chargés d'un service dont la rétribution est le plus souvent insignifiante, pourquoi ne trouverait-on pas des médecins sanitaires dont l'autorité, au lieu de rester limitée à une seule commune, s'étendrait à toute une région.

Enfin, le Conseil général de chaque département voterait certainement une somme suffisante pour donner chaque année des médailles d'or et d'argent aux médecins qui auraient montré le plus de zèle et de dévouement; ces récompenses entretiendraient parmi eux une émulation constante.

Le médecin sanitaire serait nommé et révoqué par le maire.

Les avantages de cette organisation seraient considérables : le maire aurait la certitude d'être tenu au courant de la situation sanitaire de la commune ; il serait à tout moment à même de prendre des mesures prophylactiques promptes et efficaces. Enfin, le médecin sanitaire départemental pourrait connaître dans les vingt-quatre heures la situation sanitaire exacte de toutes les communes de son département; la franchise postale serait accordée pour ces correspondances comme elle l'est actuellement pour les services de l'Instruction publique et de la loi Roussel.

Nous supprimons intentionnellement deux intermédiaires qui, au point de vue administratif ont leur importance : le chef-lieu de canton et le chef-lieu d'arrondissement, mais dont l'intervention, au point de vue sanitaire, apporterait un retard inutile dans les échanges incessants qui doivent se faire entre le médecin sanitaire et le directeur sanitaire départemental.

Des Bureaux d'Hygiène communaux

Pour les villes importantes, le médecin sanitaire communal serait remplacé par un Bureau d'hygiène installé comme ceux de Bruxelles, du Havre, de Reims et de Nancy.

Nous n'avons pas à relater ici les avantages qu'une ville retire d'une installation de ce genre; nos rapports annuels qui dans les années qui vont suivre devront être complétés par des renseignements divers sur les travaux du Conseil d'hygiène et sur la plupart des points si scrupuleusement relatés dans l'*Annuaire de statistique de la ville de Paris*, nous donnent des renseignements bien utiles et bien précieux; il n'est pas indifférent pour une municipalité de savoir, par exemple, que le taux de la mortalité qui est en moyenne de 30 0/00 pour l'ensemble de la population s'abaisse à 25 0/00 dans les quartiers assainis, s'élève à 39 0/00 dans les quartiers excentriques, et que dans certains autres, ceux pour lesquels nous attendons si impatiemment une solution pour la construction d'égouts, elle peut exceptionnellement s'élever à 69 0/00; ces chiffres ont poussé l'Administration municipale à demander au Conseil bien des travaux d'assainissement qui pourraient s'exécuter beaucoup plus rapidement, si le maire, dans les rues non reconnues, était suffisamment armé pour rendre les propriétaires solidairement responsables des causes d'insalubrité.

Les obligations du directeur du Bureau d'hygiène vis-à-vis du médecin sanitaire départemental seraient les mêmes que celles du médecin communal, il devrait adresser immédiatement au chef-lieu de département les décès et les cas de maladies contagieuses qui lui seraient signalés.

Il lui enverrait également chaque année, avant le 31 mars, le rapport annuel, dont actuellement la publication est beaucoup trop tardive pour permettre aux documents qu'il renferme de figurer dans le rapport annuel de l'Académie qui retrace la situation sanitaire de la France et de nos colonies.

Du Médecin sanitaire et du Bureau d'hygiène départementaux

L'idée de cette création est nouvelle, nous ne l'avons vu signalée dans aucun des documents que nous avons consultés, et cependant elle est appelée, selon nous à donner les meilleurs résultats; nous voudrions que la loi imposât cette création à chacun de nos départements. On a tout dernièrement imposé des créations beaucoup plus dispendieuses (l'installation d'écoles normales d'instituteurs et d'institutrices au chef-lieu de chaque département) et dont l'utilité était moins nettement démontrée.

La dépense de ce service comme nous l'établirons tout à l'heure ne serait pas considérable.

Du Médecin sanitaire départemental

La loi imposerait au Conseil général l'obligation de voter les fonds suffisants pour la rétribution, au chef-lieu de chaque département, du médecin sanitaire et pour les frais du Bureau départemental.

Ce médecin devrait être docteur en médecine, il devrait passer devant une Faculté de l'État un examen constituant une sorte d'agrégation en hygiène et en médecine publique; comme le préfet, il serait nommé par le Ministre de l'intérieur, sur la proposition du directeur général de l'Assistance et de l'Hygiène publiques, que nous voudrions voir groupées dans la 3e direction de ce ministère; ses appointements seraient, au minimum, de 10,000 fr. et pourraient s'élever de 15 à 20,000 fr. dans les départements les plus importants; il devrait consacrer tout son temps à ses fonctions. Tous les services sanitaires seraient placés sous sa direction, il serait :

1° Le chef du Bureau d'hygiène départemental, dont nous allons parler plus loin ;

2° Le médecin des épidémies du département, avec les attributions attachées actuellement à cette fonction ;

3° L'un des vice-présidents du Conseil d'hygiène départemental, la présidence étant, on le sait, réservée au préfet; il serait à ce titre chargé de la mise à l'ordre du jour de toutes les demandes concernant les établissements classés ;

4° L'inspecteur général de tous les médecins sanitaires communaux et des directeurs de bureaux d'hygiène du département.

Prévenu immédiatement de tous les cas de maladies contagieuses existant dans le département, il se rendrait aussitôt qu'il le jugerait convenable dans la commune menacée; il aurait, comme le préfet, une carte de circulation sur les chemins de fer, et comme les inspecteurs d'Académie et les inspecteurs primaires, il serait indemnisé de ses frais de déplacement.

Les conseils qu'il pourrait donner aux maires ne seraient pas imposés à ces fonctionnaires; toutefois, s'il trouvait une résistance non justifiée, il en référerait au préfet qui a toute autorité pour prendre des arrêtés exécutoires dans tout le département;

5° L'inspecteur général de tous les établissements insalubres, incommodes ou dangereux du département; il aurait toujours accès dans ces établissements, si le médecin communal éprouvait quelques difficultés pour faire observer les mesures prescrites par l'arrêté d'autorisation, s'il rencontrait, comme cela se produit si souvent, des situations difficiles lorsqu'il s'agit d'imposer à un voisin des prescriptions plus ou moins rigoureuses, l'inspecteur départemental, qui n'a nullement à se préoccuper de ces relations personnelles, interviendrait très utilement;

6° L'inspecteur du vaccin et des vaccinations et revaccinations ;

7° L'inspecteur de la loi de protection du premier âge, de la loi sur le travail des enfants et des filles mineures ;

8° L'inspecteur général au point de vue de l'hygiène de tous les établissements publics, tels que lycées, collèges, écoles, hôpitaux, hospices, maisons de secours, de convalescence, asiles de nuit, etc. ;

9° Enfin il aurait la surveillance générale des grands travaux : construction de canaux, assainissement des cours d'eau, protection des sources et des ruisseaux servant à l'alimentation.

Par les attributions multiples qui seraient données à ce fonctionnaire, on voit que le choix du Ministre devrait être très sérieux ; il ne devrait placer à la tête d'un semblable service qu'un homme de science, d'un caractère ferme et susceptible de donner à cette institution nouvelle le plus entier dévouement.

Tous les quinze jours, le directeur départemental adresserait au directeur général de la santé publique à Paris, un tableau résumant la situation sanitaire du département.

Chaque année avant le 30 avril, il adresserait au directeur général, au président du Comité national d'hygiène publique, à l'Académie de médecine, au préfet et aux membres du Conseil général un rapport imprimé sur la situation hygiénique du département pendant l'année écoulée.

Ce sont ces rapports qui serviraient de base au travail d'ensemble que chaque année le directeur général de la santé publique, après l'avoir soumis au contrôle du Comité dont nous venons de parler, enverrait au Ministre de l'intérieur et à l'Académie de médecine. C'est ce travail général et complet que ce corps savant aurait à approuver ; l'Académie de médecine serait effectivement le grand Conseil de la santé publique de France. Le Ministre avant de proposer aux Chambres des lois sanitaires s'appuierait ainsi sur les avis les plus éclairés et les plus compétents.

Bureau d'Hygiène départemental

Ce bureau serait installé comme les bureaux municipaux de Bruxelles, Reims, le Havre.

Il comprendrait, outre le directeur-médecin, un chef de bureau et un nombre d'employés proportionné à l'importance du département.

L'installation matérielle serait assez spacieuse pour permettre de placer autant de cartes générales du département qu'il y a de maladies contagieuses; ces plans collés sur liège, seraient chaque jour épinglés, de sorte que le préfet en y jetant un coup d'œil se rendrait compte immédiatement de la situation sanitaire de chacune des communes de son département, la marche des épidémies pourrait être suivie avec la plus grande exactitude, puisque tous les renseignements seraient donnés par des médecins sanitaires et qu'ils arriveraient au chef-lieu du département dans les vingt-quatre heures.

Il serait créé une bibliothèque spéciale contenant toutes les publications d'hygiène et de police sanitaire, les rapports des médecins sanitaires ou des directeurs communaux, les rapports des Conseils d'hygiène, les enquêtes sur les établissements classés.

Les attributions de ces bureaux départementaux seraient celles des bureaux municipaux. Tout ce qui concerne l'hygiène publique, la statistique, la démographie lui reviendrait de droit.

Le Bureau d'hygiène serait directement surveillé par le préfet, mais de plus, il serait placé sous la surveillance du Conseil d'hygiène départemental qui compte dans son sein des docteurs en médecine, des ingénieurs, des architectes, des chimistes, des vétérinaires et des industriels. Ce Conseil se réunirait tous les ans à jour fixe sous la présidence du préfet, pour émettre son avis sur le fonctionnement du Bureau d'hygiène; il serait de plus convoqué chaque fois que le chef sanitaire aurait besoin de recourir aux lumières ou à la science des ingénieurs ou des architectes; il approuverait, avant son envoi à Paris, le rapport annuel.

Au Bureau d'hygiène départemental serait annexé un laboratoire de chimie et de micrographie; dans un but d'économie, ce dernier pourrait être installé soit dans une Faculté des sciences, une École de médecine, une École normale, ou un Laboratoire municipal. Le directeur de ce laboratoire pourrait être choisi parmi l'un des professeurs. Dans les départements importants, un laboratoire spécial et exclusivement destiné à ce service serait créé dans une dépendance de la préfecture.

Il nous reste à examiner la question de dépenses. Le budget de 1887 porte pour le Bureau de Reims 35,000 francs; dans le Bureau départemental, il n'y a pas à comprendre le traitement des médecins sanitaires rétribués par les communes. On pourrait donc prévoir comme dépense moyenne :

Un directeur-médecin........	10 à	15.000 francs
Un chef de bureau		3.000 —
Deux employés..................		3.000 —
Frais divers, voyages, registres....		4.000 —
TOTAL..............		25.000 francs

On voit qu'avec 25 à 30,000 francs cet important service serait assuré.

Il ne nous reste plus à examiner que l'organisation centrale, le ministère de la santé publique ; ici, nous serons très court, cette question ayant été longuement étudiée à l'Académie, à la Société de médecine publique et dans le projet de loi Siegfried.

Direction générale de la santé publique

Tous les hygiénistes sont unanimes à réclamer une direction générale de l'hygiène ou de la santé publique; mais les avis sont partagés quand il s'agit de dénommer le fonctionnaire qui doit remplir cette charge. Y a-t-il lieu de créer un ministère spécial qui aurait dans ses attributions tout ce qui concerne l'hygiène et l'assistance publiques? Avec l'organisation actuelle, les projets les plus simples doivent passer quelquefois par quatre ou cinq ministères avant de recevoir une solution définitive; nous ne citerons qu'un exemple :

La Vesle à la sortie de Reims est transformée pendant près de quinze lieues en un véritable égout ; sur une longueur de près de deux lieues son lit est comblé, l'écoulement des eaux ne se fait plus; certains quartiers de la ville sont de véritables cloaques; des casernes ont été bâties dans des régions qu'on ne peut assainir que par des travaux d'ensemble.

Les projets votés par le Conseil municipal après avoir été soumis aux conseils d'hygiène de l'arrondissement, du département, au Conseil d'hygiène publique, au Conseil supérieur des ponts et chaussées, sont de nouveau soumis au Ministre des travaux publics et au service hydraulique. Comme il s'agit d'améliorer un cours d'eau non navigable, le Ministre de l'agriculture aura à donner son avis. Reims étant considérée comme une place forte, le Ministre de la guerre sera consulté; enfin le Ministre de l'intérieur aura à autoriser l'emprunt nécessaire, et depuis dix-huit ans, la question reste pendante.

La ville depuis cette époque s'est accrue de près de 40,000 âmes et les cloaques ont augmenté dans la même proportion. Nous attendons avec une certaine impatience la solution de cette interminable affaire.

Si l'on créait un ministère de la santé publique, il faudrait lui donner les attributions suffisantes pour supprimer ces enquêtes et ces avis des autres départements ministériels, sans cela, on n'aura rien fait de sérieux.

Cette mesure serait assurément la meilleure si on retirait aux autres ministères et particulièrement à ceux des travaux publics et de l'agriculture l'examen des projets d'assainissement qui actuellement doivent être soumis et au Conseil général des ponts et à la commission d'hydraulique agricole; le Comité national d'hygiène deviendrait la seule Commission supérieure compétente pour donner en dernier ressort, sa haute approbation aux projets étudiés dans chaque département. Cette organisation, toutefois, aurait un inconvénient: ce serait d'introduire la mobilité dans une direction qui, comme celle des ministères de la guerre et de la marine, devrait pour ainsi dire être permanente; aussi pensons-nous que dans l'état actuel, il vaudrait mieux créer un directeur général de l'assistance et de l'hygiène publiques; il y a tout intérêt à réunir deux services qui ont des points de contact si nombreux et si intimes et à les rattacher au ministère de l'intérieur.

Le service international, le seul qui ait fonctionné avec toute l'activité désirable a été rattaché au ministère du commerce, mais il est bien évident qu'un service de cette importance ne saurait être scindé, la direction doit être unique, comme pour les finances, les cultes, l'instruction et les colonies qui sont reliées aux ministères spéciaux. Il n'y a pas de bonne raison pour mettre au commerce un service qui doit assurer à tous nos concitoyens de la France et des colonies un maximum de protection contre l'extension des maladies contagieuses.

Dans la constitution des Commissions internationales, on ne saurait retirer au Ministre des affaires étrangères le soin de préparer par la voie diplomatique le nombre des savants qui doivent représenter la France, mais la désignation de ces membres serait laissée au Ministre de l'intérieur.

Provisoirement et jusqu'à ce que nos mœurs publiques aient changé et que les Ministres soient devenus plus stables, nous nous rallions à la création d'une direction générale de la santé publique rattachée au ministère de l'intérieur.

Le directeur général serait choisi parmi les hommes qui se sont le plus occupés de l'hygiène publique ; il devrait posséder à la fois les qualités d'un administrateur et d'un savant. Il recevrait tous les quinze jours les renseignements des directeurs départementaux ; il aurait comme conseil permanent le Comité national d'hygiène publique.

Nous n'avons pas à nous étendre sur l'examen de toutes ces questions qui ont été longuement discutées à l'Académie ; le point important au point de vue de l'organisation centrale. est de créer un directeur général de la santé publique. Le titre qu'on lui donnera n'est qu'une question relativement peu importante.

Le point essentiel, celui que nous avons voulu mettre en lumière, c'est qu'en hygiène publique, on ne fera quelque chose de sérieux, qu'en donnant plus d'autorité aux maires, et en imposant l'obligation de la déclaration des maladies contagieuses, de l'isolement et de la désinfection.

En présence de la lente augmentation de la population générale de la France, les pouvoirs publics doivent se préoccuper de diminuer le nombre des pertes ; M. Ch. Monod, le nouveau directeur de l'Assistance publique au ministère de l'intérieur dit dans un récent mémoire :

« C'est une règle fondée sur l'expérience et à laquelle on
» ne connaît pas une seule exception que partout où une
» administration sanitaire sérieuse a été constituée, le

» résultat presque immédiat de son action a été une diminution » de la mortalité. »

Depuis la réorganisation du service sanitaire en Italie, la mortalité de 30 0/00 s'est abaissée à 26.50 0/00, soit une diminution de 3.42 0/00, ce qui sur une population de 36 millions d'habitants ferait pour la France plus de 320,000 existences humaines préservées ; si avec M. le Dr Rochard on évalue la valeur économique de la vie humaine à 1,000 francs, on peut dire que la perte sociale a été diminuée de 320 millions de francs.

L'excédent des naissances sur les décès qui était en France en 1872 de 6.5 0/00 habitants, en 1880 de 2 0/00, n'est plus en 1885 que de 1.3 0/00.

Cette constatation est des plus pénibles quand on songe surtout que cet excédent si faible chez nous est de 11.9 0/00 en Italie et de 12.2 0/00 en Allemagne.

La différence entre 12.2 0/00 et 1.3 0/00 sur une population de 36 millions d'habitants représente 430,200 — 46,500 = 392,400 individus de plus par an. (*)

On le voit, ce n'est pas seulement une question d'humanité que nous venons de soulever, c'est aussi une question de patriotisme que les pouvoirs publics ont le devoir de résoudre au plus vite.

Nous annexons à ce travail un tableau résumant les modifications que nous voudrions voir apporter dans l'organisation de la santé publique ; il suffirait de le rédiger pour le transformer en projet de loi.

(*) Sur 1.000 individus, l'augmentation est de 12.2

Sur 1 — $\frac{12.2}{1.000}$

Sur 36.000.000 — $\frac{12.2 \times 36.000.\cancel{000}}{1.\cancel{000}} = 430.200.$

Sur 1.000 individus, l'augmentation est de 1.3

Sur 1 — $\frac{1.3}{1.000}$

Sur 36.000.000 — $\frac{1.3 \times 36.000.\cancel{000}}{1.\cancel{000}} = 46.800.$

Chaque année, l'augmentation de population de la France serait de.............. 392.400 individus en plus si le taux de la natalité était celui de l'Allemagne.

DU MÊME AUTEUR

Des *Pseudo-étranglements* que l'on peut rapporter à la paralysie de l'intestin (thèse 1865).

Cours d'hygiène fait à la Société industrielle (1866).

Discours de rentrée à l'École de Médecine, 1867.

Communications faites à la Société médicale de 1865 à 1874. — Vaporarium et œdème de la glotte. — Urémie et morphine. — Rétention placentaire et injections intra-utérines. — Diabète et tumeur du pneumo-gastrique. — Des injections intra-utérines, comme moyen préventif des accidents puerpéraux, etc., etc.

Notes de Clinique médicale et d'hygiène

1874. — Résumé du cours de clinique.

1875. — Théorie et traitement de certaines formes d'infection purulente et de septicémie.

1876. — Lymphorrhagie bronchique (Pneumonie massive). — Traitement des kystes du foie. — Rétention placentaire, hémorrhagies extrêmement abondantes, transfusion, guérison. — Expériences physiologiques sur un supplicié.

1877. — Métrorrhagies incoercibles, transfusion, guérison. — Localisations cérébrales. — Embolies pulmonaires cancéreuses. — Hypertrophie générale progressive, lésions du grand sympathique (myxœdème). — Leucocytémie splénique, transfusion. — Injections sous-cutanées de sang humain, etc., etc.

1878. — De l'électrisation dans l'occlusion mécanique et dans la paralysie de l'intestin. — De la catalepsie synergique et de la catalepsie provoquée. — Du respirateur à ouate comme moyen préventif des maladies irritatives des voies aériennes et des maladies miasmatiques, infectieuses et virulentes.

1879. — Des troubles hémi-thermiques. — Théorie nouvelle de l'infection. — Des lésions du grand sympathique et des lymphatiques dans la maladie d'Addison. — Des ponctions capillaires dans l'ascite.

1880. — Anévrysme de l'aorte, électrolyse. — Du traitement de l'endométrite hémorrhagique par le cautère actuel. — Du transfert de l'hémihypothermie. — Du transfert de l'hémichorée.

1881. — Traitement du goître vasculo-kystique par l'électrolyse capillaire. — Hernie diaphragmatique. — De l'hémoglobinurie.

1882. — Rapport sur la situation de l'hygiène publique à Reims. — Création d'un bureau d'hygiène. — Rapport sur l'assistance publique. — Assistance à domicile. — Dispensaires. — Nature du myxœdème.

1883. — De la valeur séméiologique et thérapeutique du taxis abdominal dans l'étranglement interne. — Influence de la presse sur la criminalité. — Assainissement des salles d'hôpital par les pulvérisations phéniquées.

1884. — Traitement des kystes hydatiques du foie par l'électrolyse capillaire.

1885. — De l'enseignement national dans ses rapports avec l'hygiène (surmenage).

1886. — De l'anémie pernicieuse progressive. — De la liberté individuelle dans ses rapports avec les maladies contagieuses.

Reims, Imprimerie MATOT-BRAINE, rue du Cadran-Saint-Pierre, 6.

DE LA

Santé publique

EN

FRANCE

Projet du Dr H. HENROT

Professeur à l'École de Médecine

MAIRE DE REIMS

-✳-

- **Législation sanitaire**
  - Révision et complément des lois, décrets et règlements concernant la législation sanitaire.
    - A conserver : Loi contre les épizooties, etc., etc.
    - A modifier : 3 mars 1881, etc.
    - A FAIRE
      - Déclaration Isolement Désinfection obligatoires
        - La déclaration des maladies contagieuses dont les noms suivent : ... sera faite dans les 24 heures à la Mairie, par le chef de famille, ou à son défaut par un membre majeur de la famille, ou en l'absence de tout membre de la famille, par le propriétaire, le chef locataire, ou à défaut des personnes sus-nommées, par le médecin traitant.
        - L'isolement des malades atteints de maladies contagieuses et la désinfection des appartements et des objets de literie sont obligatoires dans les conditions du règlement d'administration publique suivant...
        - Les personnes atteintes des maladies contagieuses suivantes... ne pourront rentrer dans un endroit public (école, atelier, etc.), que dans les délais suivants : variole ... jours, scarlatine ... jours, etc.
        - Toute personne qui aura contrevenu à la présente loi, sera punie d'une amende de 16 à 300 francs et d'un emprisonnement de 6 jours à 6 mois, si par sa faute, la maladie contaminée a déterminé la mort.
      - **Logements insalubres** : Altération des cours d'eau. — Vaccinations et revaccinations obligatoires. — Agrégation en hygiène. Création de maisons d'isolement, etc., etc.
- **Administration sanitaire**
  - **COMMUNALE** surveillée par le Maire aux frais de la commune
    - *A* Conseil d'hygiène communal
      - Conseil de surveillance du Bureau d'hygiène
        - Nommé et présidé par le Maire ; provoque et surveille l'application des mesures d'hygiène.
        - Dix à vingt membres, selon l'importance de la commune (docteurs, ingénieurs, chimistes, vétérinaires, pharmaciens ou industriels).
        - Réunions bisannuelles, en janvier et juillet, et sur convocation du Maire, aussi souvent que cela est nécessaire.
        - Surveille bureau d'hygiène, adopte rapport annuel.
      - Commission des logements insalubres
        - Nommée et présidée par le Maire.
        - Réunions obligatoires bisannuelles. (Voir projet Lockroy.)
    - *B* Bureau d'hygiène g^de^ commune
      - DIRECTEUR Docteur en médecine
        - Nommé par le Maire : directeur du service sanitaire.
        - Dirige tout le service de l'hygiène publique (prophylaxie, assainissement, démographie, statistique).
        - Envoie chaque jour (franchise postale), bulletin sanitaire à directeur départemental.
        - Rédige rapport annuel imprimé.
        - A SOUS SES ORDRES
          - Le chef du Bureau d'hygiène.
          - Les médecins sanitaires chargés de la constatation des décès, de l'inspection des écoles, de la surveillance sanitaire de quartier. (Déclaration, isolement et désinfection.)
          - Le vétérinaire directeur de l'abattoir et les inspecteurs des comestibles.
          - Les inspecteurs de la salubrité, des logements insalubres et des établissements dangereux ; les inspecteurs des fosses d'aisances.
        - SURVEILLE
          - La commission loi Roussel et loi de surveillance des enfants dans les manufactures.
          - Les employés chargés de la désinfection à domicile ou à l'étuve.
          - La bibliothèque et les archives.
          - Le matériel, plans, cartes, appareils de toutes sortes.
          - Le laboratoire d'analyses chimique, micrographique et bactériologique.
          - L'application de la loi sur la déclaration, l'isolement, la désinfection obligatoires.
          - Les maisons d'isolement pour les malades et les garnis où sont logés les individus sains, séparés du milieu contagieux.
    - *C* Médecin sanitaire communal docteur en médecine petite commune
      - Nommé par le Maire.
      - S'occupe de toutes les questions d'hygiène (prophylaxie, assainissement, démographie, statistique).
      - Constate les décès, reçoit déclaration des maladies contagieuses, surveille l'isolement et la désinfection.
      - Envoie chaque jour bulletin sanitaire à directeur départemental, rédige rapport annuel.
  - **DÉPARTEMENTALE** surveillée par le Préfet aux frais du département
    - *A* Conseil d'hygiène départemental
      - Nommé et présidé par le Préfet, recruté parmi les hygiénistes de tout le département ; se réunit deux fois par an et aussi souvent que le Préfet le juge nécessaire. (Voir projet Lockroy.)
      - Vingt ou trente membres, selon l'importance du département (docteurs en médecine, professeurs d'hygiène, ingénieurs, chimistes, pharmaciens, vétérinaires ou industriels).
      - Surveille le bureau d'hygiène départemental, approuve le rapport annuel.
      - Attributions : tout ce qui concerne la prophylaxie, l'assainissement des lieux publics ou privés, la démographie, la statistique.
      - (En 1878, sur 88 conseils d'hygiène, 25 seulement avaient envoyé un rapport.)
    - *B* Médecin sanitaire départemental (agrégé d'hygiène)
      - ATTRIBUTIONS
        - Chef du bureau d'hygiène départemental, nommé par le ministre de l'intérieur, sur la présentation du conseil national d'hygiène.
        - Médecin des épidémies du département : Se rend immédiatement (carte de circulation gratuite) dans la commune menacée d'une épidémie.
        - Vice-président du conseil d'hygiène (présidence réservée au préfet), prépare ordre du jour, assure procès-verbaux réguliers.
        - Directeur général de la santé publique dans le département, sous l'autorité du Préfet.
        - Inspecteur général des médecins sanitaires et des directeurs des bureaux d'hygiène communaux de tout le département. (A ce titre, visites d'inspections annuelles. Prévenu immédiatement de l'existence d'une épidémie par les Bulletins quotidiens, il visite les localités.)
        - Inspecteur général des logements insalubres et des établissements insalubres, incommodes ou dangereux.
        - Inspecteur du vaccin humain ou animal (parc vaccinogène), des vaccinations et revaccinations.
        - Inspecteur loi Roussel, loi du travail des enfants et filles mineures dans les manufactures.
        - Inspecteur au point de vue de l'hygiène des établissements publics (lycée, écoles, hôpitaux, asiles, etc.).
        - Inspecteur au point de vue de l'hygiène des grands travaux (construction canaux, assainissement des cours d'eau, protection des sources).
        - Directeur des bureaux de statistique et de démographie.
      - OBLIGATIONS
        - Il reçoit et dépouille les bulletins sanitaires quotidiens envoyés par les médecins sanitaires communaux.
        - Il envoie tous les quinze jours l'état de la situation sanitaire du département à la direction, au ministère de l'intérieur.
        - Il rédige (en janvier) rapport annuel qu'il soumet à l'approbation du conseil d'hygiène départemental. (Ce rapport est officiellement adressé au ministre, au préfet, au président du Conseil général.)
        - Appointements de 10 à 20,000 francs, dépense obligatoire pour le Conseil général.
    - *C* Bureau d'hygiène départemental
      - BUREAU départemental chef
        - Installation et entretien obligatoires pour le département, sous la surveillance du Préfet.
        - Organisation et attributions analogues à celles des bureaux communaux.
        - La commission de surveillance est le conseil d'hygiène départemental.
        - Bureau possède nombre d'employés proportionné à l'importance du département.
        - Bibliothèque et archives.
        - Matériel, plans et cartes épinglés sur liège, appareils divers.
      - **Laboratoire** : Chimie, micrographie bactériologie, installé soit à la Préfecture, soit dans une Faculté, école, lycée, etc., selon l'importance.
  - **NATIONALE** surveillée par le Ministre de l'intérieur aux frais de l'État
    - *A* Académie de médecine
      - L'Académie de médecine constitue le grand conseil de la santé publique, elle fait un rapport annuel sur la situation générale de l'assistance et de l'hygiène publiques en France.
    - *B* Administration sanitaire générale chef de division au ministre (Médecin)
      - Assistance publique
        - Conseil national de l'Assistance publique
          - Cinquante membres nommés par le Ministre, présidé par le Ministre ; réunion annuelle en janvier, examine situation générale du service.
          - Deux sénateurs, deux députés, deux membres Académie de médecine, deux membres Institut, deux membres Faculté de médecine.
          - Médecins et chirurgiens civils et militaires des hôpitaux de Paris et de la province, directeur de l'Assistance publique de Paris.
          - Inspecteurs généraux de l'Assistance publique, direct^rs^ de l'administ^on^ communale et départementale.
          - Hygiénistes, docteurs en médecine, ingénieurs, etc.
          - Il est créé des auditeurs.
          - Rapport annuel imprimé, envoyé au Ministre, aux présidents du Sénat et de la Chambre, et de l'Académie de médecine.
        - Directeur général (Médecin)
          - Nommé par le Ministre, sur présentation du Conseil national de l'Assistance publique, vice-président du Conseil national.
          - Dirige et surveille tous les services d'assistance publique ou privée, dans les hôpitaux ou à domicile.
          - Surveille les asiles d'aliénés, les enfants trouvés, les crèches, etc.
          - Rapport annuel imprimé.
      - Hygiène publique
        - *A* Conseil national hygiène publique
          - Cinquante membres nommés par Ministre, présidé par Ministre, réunions trimestrielles (janvier, avril, juillet, octobre).
          - Deux sénateurs, deux députés, dix membres Académie de médecine, deux membres Institut, deux membres Faculté de médecine.
          - Directeurs départementaux et directeurs des bureaux d'hygiène de Paris et de la province.
          - Directeurs de l'administration communale, des Affaires étrangères et de l'Agriculture, de ces différents ministères.
          - Inspecteurs armée et marine, président Chambre de Commerce.
          - Hygiénistes, médecins, ingénieurs, chimistes, micrographes, légistes, etc.
          - Il est créé des auditeurs.
          - Rapport annuel imprimé et adressé aux présidents Sénat, Chambre et Académie de médecine.
        - *B* Directeur général (Médecin)
          - Chargé de provoquer, de surveiller et d'exécuter les mesures d'hygiène et de salubrité publiques en France et dans les colonies.
          - Fait respecter les lois, décrets et règlements sanitaires.
          - Dirige prophylaxie, assainissement, statistique, démographie.
        - *C* Bureau central
          - Service extérieur et international
            - Congrès et commissions internationales.
            - Police sanitaire maritime, défense du pays contre l'importation des malades exotiques.
            - Quarantaines, lazarets, etc.
          - Service de statistique et démographie
            - Directeur.
            - Publication, rapport annuel.
          - Service intérieur ou national
            - Assainissement des villes et des campagnes, des localités et des immeubles de toute nature et de leurs dépendances.
            - Salubrité des cours d'eau, l'alimentation en eau potable des agglomérations.
            - Grands travaux d'assainissement, les constructions d'édifices, écoles, prisons, hôpitaux et hospices, ports, canaux, réservoirs, fontaines, halles et marchés, égouts, cimetières, la voirie, etc., sous le rapport de l'hygiène publique.
            - Salubrité des écoles, hôpitaux et hospices, maisons d'aliénés, établissements de bienfaisance, prisons, dépôts de mendicité, asiles, etc.
            - Salubrité, tant intérieure qu'extérieure des fabriques, manufactures, usines, mines, chantiers, ateliers, ainsi que les conditions d'hygiène des personnes qui y sont employées.
            - Demandes en autorisation, translation ou révocation des établissements insalubres, dangereux ou incommodes.
            - Travail des adultes hommes et femmes, et des enfants et filles mineures employés dans l'industrie.
            - Mesures à prendre pour prévenir et combattre les maladies endémiques, épidémiques et transmissibles tant pour les hommes que pour les animaux.
            - Propagation de la vaccine.
            - Protection des enfants du premier âge.
            - Qualité des aliments, boissons, condiments et médicaments livrés à la consommation.
            - Amélioration des établissements d'eaux minérales appartenant à l'État, aux départements, aux communes et aux particuliers, et les moyens d'en rendre l'usage accessible aux malades pauvres.
            - Police médicale et pharmaceutique.
            - Surveillance des bureaux départementaux et municipaux d'hygiène et de laboratoires d'analyses des substances alimentaires. (Voir projet Siegfried.)